STADIUM 3 NIERZIEKTE DIEETKOOKBOEK

Heerlijke, gemakkelijk te volgen recepten en deskundige begeleiding om je nieren te voeden en je eetplezier terug te winnen

LUUK JANSEN

Een opmerking over medisch advies

De informatie in dit boek is uitsluitend bedoeld voor educatieve en informatieve doeleinden. Het vervangt geen professioneel medisch advies, diagnose of behandeling. Raadpleeg altijd uw arts, geregistreerde diëtist of een andere gekwalificeerde zorgverlener over uw gezondheidsproblemen en dieetwensen — vooral als u nierziekte, diabetes, hoge bloeddruk of een andere medische aandoening heeft.

De recepten, maaltijdplannen en richtlijnen die hier worden gepresenteerd, zijn ontworpen om de niergezondheid en het algemene welzijn te ondersteunen. Individuele behoeften kunnen variëren. De auteur en uitgever aanvaarden geen verantwoordelijkheid voor eventuele nadelige effecten of gevolgen die voortvloeien uit de toepassing van de informatie in dit boek.

Inhoudsopgave

INLEIDING

De controle nemen zonder je overweldigd te voelen

Horen dat je nierziekte stadium 3 hebt, kan voelen als een keerpunt waar je nooit om hebt gevraagd. Er komt een mix van emoties bij — verwarring, bezorgdheid, soms een stille angst voor wat er nog komt. Je kunt jezelf erop betrapt dat je vragen stelt zonder simpele antwoorden: Wat kan ik nog eten? Wat moet ik opgeven? Moet ik alles veranderen?

Als die gedachten door je hoofd zijn gegaan, ben je niet alleen. Eten is verweven in het dagelijks leven — het is comfort, routine, cultuur en familie — en het idee om je eetgewoonten te veranderen kan overweldigend aanvoelen voordat je überhaupt begonnen bent. Dat is volkomen begrijpelijk.

Dit boek is er om dat proces makkelijker te maken. Niet perfect. Niet ingewikkeld. Gewoon makkelijker.

Waarom eten belangrijker is dan ooit in fase 3

In stadium 3 doen je nieren nog steeds hun werk — ze zijn niet gestopt. Maar ze werken met een verminderde capaciteit, wat betekent dat ze wat meer ondersteuning van jou nodig hebben. Een van de meest effectieve manieren om die steun te bieden is via het voedsel dat je elke dag eet.

Bepaalde voedingsstoffen — natrium, eiwit, kalium en fosfor — kunnen de belasting van je nieren verlichten of vergroten. Het doel is niet om alles te elimineren wat als "slecht" wordt bestempeld. Het gaat erom een balans te vinden die je lichaam soepeler en comfortabeler laat functioneren.

Zie elke maaltijd als een kleine beslissing — een moment waarop je de druk op je nieren kunt verminderen of eraan kunt toevoegen. Het goede nieuws is dat kleine, consistente veranderingen zich opstapelen tot echte resultaten. Dit gaat niet om één perfect bord. Het gaat om patronen.

De "Alles of niets"-mentaliteit loslaten

Een van de moeilijkste onderdelen van het aanpassen van je dieet is het gevoel dat je meteen alles goed moet doen. Dat soort druk maakt zelfs simpele keuzes zware lasten.

Je denkt misschien: "Als ik dit niet perfect kan, wat heeft het dan voor zin?" of "Ik heb al een fout gemaakt, waarom zou ik het doen?"

Maar echte, blijvende verandering werkt niet zo. Er zullen dagen zijn die soepel verlopen, en dagen die dat niet doen. Wat telt is niet perfectie — het is consistentie. Meestal kies ik voor een optie met minder natrium. Thuis wat vaker koken. Let op porties zonder je te fixeren op cijfers. Dit zijn de soorten veranderingen die blijven hangen.

Eten plezierig houden

Veel mensen maken zich zorgen dat een niervriendelijk dieet ervoor zorgt dat maaltijden flauw en saai worden. Die zorg is eerlijk, vooral als je hoort over het verminderen van zout of het in de gaten houden van bepaalde ingrediënten. Maar smaak leeft niet alleen in zout.

Het leeft in verse kruiden, aromatische kruiden, slimme kooktechnieken, bevredigende texturen en de manier waarop ingrediënten op elkaar afspelen. Een goed bereide maaltijd kan diep bevredigend zijn zonder te vertrouwen op zware kruiden of bewerkte snelkoppelingen. Sterker nog, veel mensen ontdekken dat zodra ze hun gewoonten aanpassen, hun smaakvoorkeuren ook veranderen. Ingrediënten die ze vroeger over het hoofd zagen, beginnen levendiger te smaken. Subtiele smaken komen tot leven.

Dit boek legt sterk de nadruk op maaltijden die niet alleen de niergezondheid ondersteunen, maar ook echt plezierig zijn om te eten — want als je het eten niet lekker vindt, zullen de veranderingen niet lang duren. En duurzaamheid is alles.

Je begint niet vanaf nul

Zelfs als je huidige eetgewoonten niet perfect aansluiten bij de aanbevelingen, is de kans groot dat je sommige dingen al goed doet. Misschien kook je soms thuis. Misschien geef je de voorkeur aan verse producten boven zwaar bewerkte. Misschien hou je al van groenten.

Dat zijn echte sterke punten om op voort te bouwen. Dit proces draait niet om alles afbreken en helemaal opnieuw opbouwen. Het gaat erom doordachte aanpassingen te maken onderweg — stap voor stap, in een tempo dat voor jou werkt.

> **Terwijl je door dit boek heen gaat:** Elk hoofdstuk is ontworpen om je te ondersteunen — niet om je te overweldigen. Van het begrijpen van belangrijke voedingsstoffen tot het

bereiden van maaltijden die bij je levensstijl passen, alles hier draait om praktische, beheersbare verandering. De enige verwachting is dat je begint. Want zodra je kleine, bewuste keuzes begint te maken, reageer je niet langer alleen op je diagnose. Je bent actief bezig je gezondheid te vormen.

HOOFDSTUK 1

Inzicht in stadium 3 niergezondheid in eenvoudige taal

Wanneer mensen voor het eerst de woorden "stadium 3 nierziekte" horen, kan de formulering alleen al het alarmerender laten klinken dan nodig is. In werkelijkheid is Fase 3 een punt waarop bewustzijn extra belangrijk wordt — niet paniek. Begrijpen wat er in je lichaam gebeurt is een van de meest krachtige dingen die je nu kunt doen.

Wat je nieren elke dag doen

Je nieren werken stil op de achtergrond, elk uur van elke dag. Ze filteren je bloed, verwijderen afvalstoffen en overtollig vocht, die vervolgens als urine in je lichaam achterblijven. Tegelijkertijd helpen ze de juiste balans van mineralen te behouden, ondersteunen ze een gezonde bloeddruk en spelen ze een sleutelrol bij het sterk houden van je botten.

Een arts zei het eens duidelijk tegen een patiënt: "Zie je nieren als een filter in een watersysteem. Wanneer het filter schoon is en goed werkt, loopt alles soepel. Wanneer het begint te slijten, stopt het niet meteen met werken — het wordt alleen minder efficiënt." Dat beeld maakt dingen meestal duidelijker. De nierfunctie stopt meestal niet plotseling. Het verandert geleidelijk.

Wat "Fase 3" Echt Betekent

Nierziekte wordt onderverdeeld in stadia op basis van hoe goed de nieren het bloed filteren — een maatstaf die glomerulaire filtratiesnelheid of GFR wordt genoemd. In stadium 3 is de nierfunctie matig verminderd, met een GFR die meestal tussen 30 en 59 ligt. Dat getal alleen bepaalt niet hoe je je dagelijks voelt.

Sommige mensen in stadium 3 merken heel weinig symptomen op. Anderen kunnen veranderingen beginnen te merken zoals vermoeidheid of milde zwelling. Vaak wordt deze fase vastgesteld door routinematige bloedtesten in plaats van door duidelijke fysieke tekenen. Fase 3 wordt soms verder onderverdeeld:

- **Stadium 3a** — Lichte tot matige vermindering van de nierfunctie (GFR 45–59)
- **Fase 3b** — Meer opvallende achteruitgang, hoewel nog steeds goed beheersbaar (GFR 30–44)

> Belangrijk perspectief: Veel mensen leven jarenlang — soms decennia — in Fase 3 zonder verder te komen, vooral wanneer ze consistente veranderingen in hun levensstijl doorvoeren. Een diagnose in stadium 3 is geen straf. Het is een uitnodiging tot actie.

Hoe stadium 3 het lichaam beïnvloedt

Naarmate de nierfunctie afneemt, beginnen er bepaalde geleidelijke veranderingen plaats te vinden. Deze zijn meestal in het begin subtiel, daarom kunnen ze onopgemerkt blijven. Wanneer de nieren minder efficiënt filteren, kun je het volgende ervaren:

- Afvalstoffen hopen zich langzaam op in het bloed
- De vloeistofbalans verschuift, wat soms zwelling in de benen of enkels veroorzaakt
- Bloeddruk wordt steeds moeilijker te beheersen
- Onevenwichtigheden in mineralen zoals kalium en fosfor

Een patiënt beschreef het ooit goed tijdens een controle: "Ik voel me niet ziek, maar ik voel me niet helemaal hetzelfde als voorheen. Het is subtiel — alsof mijn energie eerder op de dag wegvalt." Zo'n stille wissel komt vaak voor. Fase 3 weerhoudt je er niet van je leven te leiden; Het vraagt je simpelweg om meer aandacht te besteden aan hoe je het leeft.

De rol van kleine, consistente veranderingen

Het is makkelijk om het gevoel te hebben dat je alles in één keer moet herzien. Dat denken leidt meestal tot stress in plaats van resultaat. Een effectievere aanpak is om klein te beginnen en geleidelijk op te bouwen.

- Verminder de hoeveelheid zout die je tijdens het koken toevoegt
- Kies vaker verse producten dan verpakte producten
- Let op portiegroottes zonder er obsessief over te piekeren

Een man van begin zestig deelde dit eens tijdens een vervolgbezoek: "In het begin dacht ik dat ik alles van de ene op de andere dag moest veranderen. Dat werkte niet. Wat hielp was zich op één ding tegelijk richten. Toen dat normaal werd, heb ik er nog een aan toegevoegd." Die gestage aanpak is wat meestal blijft duren.

Werken met je lichaam, niet ertegenin

Een van de meest nuttige manieren om na te denken over niergezondheid in stadium 3 is als een samenwerking met je lichaam. Je nieren filteren, balanceren en ondersteunen nog steeds je hele systeem. Ze hebben nu alleen wat meer aandacht nodig. In plaats van dieetveranderingen als beperkingen te zien, zie je ze als aanpassingen die het voor je lichaam makkelijker maken om ermee om te gaan.

Het kiezen van voedingsmiddelen met een lagere natrium vermindert de bloeddruk. Het beheersen van eiwitinname beperkt overtollig afval. Bewust zijn van bepaalde mineralen houdt je interne systemen stabieler. Dit zijn geen dramatische veranderingen — het zijn praktische beslissingen die ondersteunen wat je lichaam al probeert te doen.

HOOFDSTUK 2

De voedingsstoffen die nu het belangrijkst zijn

Zodra je begrijpt wat er met je nieren gebeurt, is de volgende natuurlijke vraag: "Waar moet ik precies op letten in mijn dieet?" Dit hoofdstuk geeft je een duidelijk, duidelijk antwoord — zonder de overweldigende gevoelens. Je hoeft geen wetenschappelijke namen te onthouden of elke milligram bij te houden. Je hoeft alleen maar vier belangrijke voedingsstoffen te begrijpen en waarom ze op dit moment belangrijk zijn.

Natrium: Het natrium dat de meeste mensen al kennen

Natrium is waarschijnlijk de voedingsstof waar je het meest over hebt gehoord, en dat is niet voor niets. Wanneer je te veel natrium binnenkrijgt, houdt je lichaam extra vocht vast om het te verdunnen. Dit zet meer druk op je bloedvaten — en meer werk op je nieren.

Voor iemand met niergezondheid in stadium 3 is het onder controle houden van natrium een van de meest ingrijpende veranderingen die je kunt maken. De uitdaging is dat natrium zich verstopt op plekken die je misschien niet zou verwachten: conserven, verpakte sauzen, brood, vleeswaren en zelfs ontbijtgranen.

Wat dit voor jou betekent

- Kook meer maaltijden thuis met verse, volledige ingrediënten
- Gebruik kruiden, specerijen en citroensap in plaats van zout voor de smaak
- Lees de etiketten — streef indien mogelijk naar producten met minder dan 140 mg natrium per portie
- Kies voor "natriumarm" of "geen zout toegevoegd" versies van verpakte basisproducten

Eiwit: essentieel, maar een evenwichtsoefening

Eiwitten zijn essentieel voor je spieren, immuunsysteem en weefselherstel. Maar hier zit het addertje onder het gras — wanneer je lichaam eiwitten afbreekt voor energie, produceert het afvalstoffen die je nieren moeten filteren. Wanneer de nierfunctie verminderd is, is deze extra last belangrijk.

Dit betekent niet dat je eiwitten moet vermijden. Het betekent dat je goed moet denken aan hoeveel je eet en bronnen moet kiezen die vriendelijker zijn voor je nieren. Mager vlees, vis, eieren en peulvruchten in matige porties zijn over het algemeen goede keuzes.

Wat dit voor jou betekent

- Houd bij elke maaltijd ongeveer een kwart van je bord
- Geef prioriteit aan magere eiwitten: vis, kip, kalkoen, eieren en peulvruchten
- Vermijd grote porties rood vlees of sterk bewerkte eiwitproducten
- Werk samen met je zorgteam om het juiste persoonlijke eiwitdoel te vinden

Kalium: Een mineraal om bewust te monitoren

Kalium helpt je hartslag te reguleren en ondersteunt een gezonde spierfunctie. Onder normale omstandigheden houden je nieren het kaliumgehalte binnen een gezond bereik. In stadium 3 zijn de waarden bij veel mensen nog normaal — maar dat kan veranderen, en het is de moeite waard om te monitoren.

Het probleem met kalium is dat het in veel echt gezonde voedingsmiddelen voorkomt — fruit, groenten, bonen en volle granen. Dit maakt het verwarrend: moet je voedzaam voedsel vermijden? Niet per se. Het doel is variatie en redelijke porties, niet totale vermijding.

Een veelgestelde vraag: "Moet ik helemaal stoppen met bananen eten?" In veel gevallen is het antwoord nee. Het draait meer om porties en frequentie dan om volledige eliminatie. Dit is een gebied waar je persoonlijke labresultaten en de begeleiding van de zorgverlener het meest van belang zijn.

Fosfor: Het verborgen ingrediënt in bewerkte voedingsmiddelen

Fosfor helpt je botten sterk te houden, maar wanneer de waarden te hoog stijgen, begint het invloed te hebben op hoe je lichaam calcium gebruikt — wat de botgezondheid na verloop van tijd kan beïnvloeden. Fosfor komt van nature voor in veel onbewerkte voedingsmiddelen, en je lichaam neemt het op in een beter beheersbare vorm op uit die bronnen.

De grotere zorg is fosfor toegevoegd aan bewerkte voedingsmiddelen — verpakte snacks, bewerkt vlees, cola en fastfood. Deze vorm van fosfor wordt agressiever opgenomen en is moeilijker te verwerken voor verminderde nieren.

Wat dit voor jou betekent

- Wees voorzichtig met zwaar bewerkte en verpakte voedingsmiddelen
- Beperk bewerkte vleeswaren, coladranken en verpakte snacks
- Let bij het lezen van etiketten op ingrediënten met het woord "fosfaat"
- Verse, onbewerkte voedingsmiddelen zijn bijna altijd een veiligere keuze

Alles bij elkaar zetten zonder er te veel over na te denken

Natrium, eiwit, kalium, fosfor — het kan als veel voelen om tegelijk in je hoofd te houden. Maar in het dagelijks leven vereenvoudigt het tot een paar leidende principes:

- Eet waar mogelijk meer verse, zelfgemaakte maaltijden
- Houd porties evenwichtig en proportioneel
- Vermijd het zwaar te vertrouwen op verpakte of ultrabewerkte voedingsmiddelen

Snelle tip *Wanneer je deze basisprincipes consequent volgt, beginnen veel van de specifieke voedingsstoffen vanzelf te fungeren. Je hoeft niet elke gram bij te houden. Je hoeft alleen maar goede patronen te maken.*

HOOFDSTUK 3

Een niervriendelijke plaat bouwen

Nu je begrijpt wat je lichaam nodig heeft, is de volgende stap om die kennis om te zetten in iets dat je daadwerkelijk kunt gebruiken tijdens de maaltijden — zonder te hoeven stoppen om te berekenen of jezelf te betwijfelen. Daar komt het concept van de niervriendelijke plaat om de hoek kijken.

In plaats van regels en beperkingen geeft deze aanpak je een eenvoudige visuele structuur. Je kunt in één oogopslag zien hoe je eten kunt samenstellen op een manier die je gezondheid ondersteunt en toch een normaal en bevredigend gevoel hebt.

De Driedelige Plaat

Een goed uitgebalanceerd niervriendelijk bord is verdeeld in drie secties, elk met een duidelijk doel:

1/2	**Groenten & Fruit** — Kleur, vezels, vitamines en natuurlijke smaak
1/4	**Mager eiwit** — Vis, kip, eieren of plantaardig eiwit
1/4	**Graan & Energievoedingsmiddelen** — Rijst, havermout, pasta of volkorenbrood

Je halve bord vullen met groenten en fruit

Dit is het meest royale deel van je bord, en dat is niet zonder reden. Groenten en fruit brengen kleur, textuur, natuurlijke zoetheid en essentiële voedingsstoffen die maaltijden compleet en bevredigend maken. Ze helpen ook om het hele bord in balans te brengen, zodat zwaardere voedingsmiddelen niet domineren.

Een mix van gekookte en verse opties werkt prachtig — gestoomde groenten met een eenvoudige salade, of licht gebakken groenten met gesneden fruit erbij. De sleutel is variatie en redelijke porties in plaats van zich te overladen met slechts één item. Als je is geadviseerd om je kaliumwaarden in de gaten te houden, wordt hier de persoonlijke begeleiding van je zorgverlener belangrijk.

Eiwit behouden tot een kwart van het bord

Eiwit is belangrijk, maar zoals je hebt geleerd, zorgt te veel extra werk voor je nieren. Het beperken tot een kwart van je bord matigt natuurlijk de inname zonder dat je iets precies hoeft te meten. Een klein stukje vis, een paar eieren of een matige portie bonen is vaak genoeg — vooral als de rest van je bord goed in balans is.

Iemand zei ooit na een paar maanden deze aanpak: "Ik dacht niet dat een kleiner portie genoeg zou zijn, maar zodra ik de rest van het bord in balans had, miste ik het extra niet." Dat is de balans die werkt.

Het laatste kwartaal: Graden voor stabiele energie

Graan en andere energieproducten vullen het laatste kwart van je bord op. Rijst, pasta, haver en brood geven je lichaam de brandstof die het nodig heeft om de dag door te komen. Zie ze als een ondersteunende rol — belangrijk, maar niet de ster. Door dit gedeelte matig te houden, voorkom je bloedsuikerpieken en blijft je energie stabiel.

> **Snelle tip** : *Niemand bouwt elke keer het perfecte bord — en dat is helemaal prima. Als één maaltijd meer eiwit bevat, weeg dat dan in balans bij de volgende. Als groenten op een avond licht zijn, maak ze dan het middelpunt tijdens de lunch. Algemene patronen zijn veel belangrijker dan een enkel plaatje.*

HOOFDSTUK 4

Slimme Voedselkeuzes Eenvoudig Gemaakt

Je hebt nu de kennis en het plaat-framework. De volgende stap is het makkelijker maken van de dagelijkse beslissingen — vooral als je in een supermarktgang staat, een menu leest of bedenkt wat je wilt pakken als je moe en hongerig bent.

In plaats van lange lijsten uit je hoofd te leren of je zorgen te maken over elk detail, geeft dit hoofdstuk je een eenvoudig drie-categorie systeem waar je overal op kunt vertrouwen.

Denk in drie eenvoudige categorieën

Vaak genieten	Verse groenten, fruit (appels, bessen, druiven, ananas), volkoren granen, magere vis en gevogelte, eieren, olijfolie
Met matiging	Rood vlees (kleinere porties), bepaalde zuivelproducten, gebak, voedingsmiddelen met matig natrium
Limiet	Instant noedels, bewerkt vlees, zoute chips, fastfood, suikerhoudende dranken, cola

Voedseletiketten lezen zonder hoofdpijn

Je hoeft niet elk getal op een label te analyseren. Focus op slechts twee dingen: het natriumgehalte (lager is beter) en de ingrediëntenlijst (korter en eenvoudiger betekent meestal minder verwerkt). Als een product veel onbekende chemische namen bevat, is dat een signaal om het terug te plaatsen.

Een praktische gewoonte: vergelijk twee vergelijkbare producten naast elkaar. Twee versies van dezelfde saus, soep of brood kunnen sterk verschillende natriumniveaus hebben. Het kiezen van de lagere optie kost seconden en maakt na verloop van tijd echt verschil.

Een klant deelde ooit deze eenvoudige gewoonte: "Ik begon meer tijd door te brengen in de verse voedselafdeling en minder in de verpakte gangen. Dat alleen al maakte een groter verschil dan ik had verwacht." Zo'n verandering is voor iedereen toegankelijk.

HOOFDSTUK 5

Smaak zonder zout

Een van de meest voorkomende zorgen die mensen hebben bij het aanpassen van hun dieet is simpel en eerlijk: Zal mijn eten nog steeds lekker smaken? Zout is al lang de snelle oplossing voor de smaak, en als je het begint te verminderen, kunnen maaltijden in het begin anders aanvoelen. Sommige mensen beschrijven voedsel als 'vlak' smaakt in de eerste weken.

Maar hier is de waarheid — smaak komt niet alleen van zout. En zodra je leert hoe je het op andere manieren kunt opbouwen, kunnen je maaltijden nog interessanter en bevredigender worden dan voorheen.

Kruiden en specerijen: Je nieuwe beste vrienden

Kruiden en specerijen zijn de eenvoudigste en meest effectieve manier om diepte, warmte en karakter aan elk gerecht toe te voegen — zonder ook maar één milligram natrium toe te voegen.

Voor warmte	Voor helderheid	Voor de diepgang
Komin, paprikapoeder, gember, kaneel, milde currymengsels	Citroensap, verse peterselie, dille, basilicum, munt	Knoflook, tijm, rozemarijn, oregano, zwarte peper

Kookmethoden die smaak creëren

Hoe je kookt is net zo belangrijk als wat je toevoegt. Bepaalde technieken ontwikkelen van nature smaak op een manier die alleen kruiden niet kunnen evenaren:

- **Roosteren** karameliseert natuurlijke suikers en creëert een rijke, complexe smaak — geroosterde groenten zijn vaak veel lekkerder dan gekookte groenten
- **Grillen** voegt een rokerige diepte toe die zelfs eenvoudige eiwitten bevredigend maakt
- **Sauteren** in een kleine hoeveelheid olijfolie creëert een hartige basis waarop andere smaken voortbouwen

- **Afsluiten met zuur** — een kneepje citroen of een scheutje azijn — tilt en verheldert het hele gerecht

Je smaakpapillen de tijd geven om zich aan te passen

Hier is iets bemoedigends: smaak past zich aan. Wanneer je gedurende een paar weken consequent zout vermindert, merken veel mensen dat voedingsmiddelen natuurlijker en levendiger gaan smaken. Te zoute maaltijden die ooit normaal leken, beginnen hard te smaken. Subtiele smaken die je misschien eerder over het hoofd hebt gezien, komen naar voren.

Een thuiskok zei ooit: "Ik begon knoflook en verse kruiden vaker te gebruiken, en na een tijdje miste ik het zout echt niet meer. Ik geef nu eigenlijk de voorkeur aan eten op deze manier." Die verschuiving gebeurt bij veel mensen — je moet het gewoon tijd geven.

> **Snelle tip** : *proef je eten voordat je kruiden toevoegt. Vaak zul je merken dat het minder nodig heeft dan je denkt — vooral als kruiden en kooktechniek al hun werk hebben gedaan.*

HOOFDSTUK 6

Je keuken opzetten voor succes

Veranderen van je eetgewoonten begint niet bij het fornuis — het begint met wat er voor jou beschikbaar is. Het eten in je keuken bepaalt je dagelijkse keuzes meer dan welke regel of intentie dan ook. Wanneer je ruimte is gevuld met de juiste ingrediënten, worden gezonde keuzes bijna moeiteloos. Als dat niet zo is, vallen zelfs de beste bedoelingen aan het einde van een lange dag in duigen.

Een patiënt verwoordde het ooit simpel: "Ik veranderde in het begin niet veel — ik stopte gewoon met het kopen van bepaalde dingen. Dat alleen al maakte echt verschil." Soms is wat je verwijdert net zo belangrijk als wat je toevoegt.

Uw niervriendelijke voorraadkastbenodigdheden

Voorraadkast-stapels	Koelkast & Vriezer
• Rijst, havermout, volkoren pasta • Olijfolie • Gedroogde kruiden en specerijen • Bouillon met weinig natrium • Ongezouten noten en zaden (kleine porties)	• Verse groenten (variëteit) • Seizoensfruit in matige hoeveelheden • Magere vis, kip of kalkoen • Eieren • Bevroren groenten (zonder toegevoegd zout)

Organiseer voor succes

Hoe je keuken is ingericht, bepaalt je keuzes meer dan de meeste mensen verwachten. Plaats gezondere opties vooraan in de koelkast, waar je ze als eerste ziet. Bewaar niervriendelijke snacks op ooghoogte. Houd vaak gebruikte kruiden en oliën binnen handbereik van het fornuis. Deze kleine aanpassingen nemen de wrijving weg van gezond koken en zorgen ervoor dat het gemak in jouw voordeel werkt.

Een routine opbouwen die bij je leven past

Een goede keukenopstelling draait niet alleen om ingrediënten — het gaat om duurzame gewoonten. Overweeg om één of twee keer per week te winkelen zodat je koelkast gevuld blijft met verse opties. Kook in het weekend een graan of een eiwit in grote hoeveelheden. Houd een korte lijst bij van vijf of zes favoriete maaltijden die je lekker vindt en die je snel kunt maken.

Een werkende ouder zei het ooit eenvoudig: "Als ik iets klaar heb, eet ik het op. Als ik dat niet doe, pak ik wat het snelst is." Voorbereiding zorgt voor betere keuzes — niet omdat het deugzamer is, maar omdat het gewoon handiger is.

HOOFDSTUK 7

Een zacht 7-daags maaltijdplan om je op weg te helpen

Alles samenbrengen kan onzeker aanvoelen, zelfs als je de principes begrijpt. Een gestructureerd startpunt helpt. Dit maaltijdplan is geen strak schema — het is een leidwijzer. Gebruik het precies zoals het geschreven is, wissel maaltijden op basis van je voorkeuren, of laat het gewoon ideeën opleveren voor je eigen combinaties.

Het doel is niet perfectie. Het doel is om comfortabel te raken met een ritme.

Dag	Ontbijt	Lunch	Diner	Snack
Mon	Havermout met verse bessen en kaneel	Rijst met gebakken groenten en gegrilde kip	Gebakken vis met gestoomde groenten	Vers fruit
Dinsdag	Gekookte eieren met volkoren toast	Groenteroerbak met een kleine portie rijst	Kippenstoofpot met gemengde groenten	Magere yoghurt
Echtgenootschap	Quinoapap met gehakte appel	Bonengerecht met kleurrijke groenten	Gegrilde vis met een portie bladgroenten	Plakjes appel
Thu	Groente-ei roerei op toast	Lichte groentesoep met een kleine portie eiwit	Kruidengeroosterde kip met gemengde groenten	Handvol druiven
Vrijdag	Haver met gesneden fruit	Zilvervliesrijst met groentesaus	Visstoofpot met groenten erbij	Vers fruit
Za	Eieren met gebakken groenten	Restjes (gebalanceerde portie)	Gegrilde kip met gebakken groenten	Yoghurt of fruit
Zon	Lichte pap met bessen	Groente-gebaseerde meel met granen	Plantaardig eiwit met geroosterde groenten	Vers fruit

Snelle tip : *Wissel gerust maaltijden die je niet aanspreken — vervang kip door vis, rijst door quinoa, of elke groente door een die je liever hebt. Flexibiliteit zorgt ervoor dat dit plan duurzaam blijft.*

HOOFDSTUK 8

Energiegevende ontbijten om de dag goed te beginnen

Het ontbijt zet de toon voor alles wat volgt. Voor iemand die een niergezondheid in stadium 3 heeft, is het doel eenvoudig: zorg voor blijvende energie zonder je nieren te overbelasten met overtollig natrium, eiwit of fosfor. Deze acht recepten zijn snel, flexibel en oprecht bevredigend — bedoeld voor echte ochtenden, niet voor perfecte.

1. Havermout met verse bessen en kaneel

INGREDIËNTEN

- 1/2 kopje havermout
- 1 kopje water of ongezoete amandelmelk
- 1/2 kopje verse bessen (aardbeien, bosbessen of frambozen)
- 1/2 theelepel kaneel

HOE MAAK JE HET

1. Kook haver in water of amandelmelk volgens de instructies van de verpakking.
2. Roer de kaneel erdoor terwijl het nog op het vuur staat.
3. Bedek met verse bessen en serveer direct.

> **Quick Tip** *Cinnamon voegt warmte en natuurlijke zoetheid toe zonder natrium, terwijl bessen antioxidanten en een prachtige kleur aan je ochtendbowl geven.*

2. Groente-eierroerei

INGREDIËNTEN

- 2 eieren
- 1/4 kopje in blokjes gesneden paprika's
- 1/4 kopje gehakte spinazie
- 1 theelepel olijfolie

- Snufje zwarte peper

HOE MAAK JE HET

4. Verwarm olijfolie in een antiaanbakpan op middelhoog temperatuur.
5. Bak de paprika's en spinazie 2–3 minuten tot ze zacht zijn.
6. Klop de eieren, giet over de groenten heen en roerei voorzichtig tot ze net zijn uitgehard.

Snelle tip : *Een kleine hoeveelheid gezonde olijfolie voegt rijkdom en smaak toe, terwijl de groenten vezels en vitamines brengen die je helpen de dag sterk te beginnen.*

3. Bananen- en havermoutsmoothie

INGREDIËNTEN

- 1 rijpe banaan
- 1/2 kopje havermout
- 1 kopje water of ongezoete amandelmelk
- 1/2 theelepel vanille-extract

HOE MAAK JE HET

7. Doe alle ingrediënten in een blender.
8. Blend op hoog tot het helemaal glad is.
9. Schenk in een glas en geniet meteen.

Snelle tip : *Deze smoothie is mild voor de nieren, makkelijk te verteren en perfect voor ochtenden wanneer je weinig tijd hebt. De haver zorgt voor blijvende kwaliteit.*

4. Volkoren toast met gepureerde avocado

INGREDIËNTEN

- 1 plak volkorenbrood
- 1/4 rijpe avocado
- Optioneel: snufje paprikapoeder of zwarte peper

HOE MAAK JE HET

10. Rooster het brood tot de gewenste knapperigheid.
11. Stamp de avocado en smeer royaal over de toast.
12. Kruid het licht met paprikapoeder of peper.

> **Quick Tip** *Avocado biedt hartvriendelijke vetten en natuurlijke romigheid. Als je zorgverlener kaliumwaarden heeft gemarkeerd, houd dan de portie bij een kwart middelgrote avocado.*

5. Cottage cheese met ananas

INGREDIËNTEN

- 1/2 kopje natriumarme cottage cheese
- 1/4 kopje verse of ingeblikte ananasstukjes (in sap, uitgeleken)

HOE MAAK JE HET

13. Meng cottage cheese en ananas in een kom.
14. Roer voorzichtig en serveer gekoeld.

> **Quick Tip** *Dairy levert eiwitten in een compacte portie. Ananas voegt tropische zoetheid en frisheid toe. Pas de portie aan zodat deze binnen je eigen eiwithoeveelheid blijft.*

6. Appel-kaneel Quinoa-pap

INGREDIËNTEN

- 1/2 kopje gekookte quinoa
- 1/2 kopje ongezoete amandelmelk
- 1/2 appel, fijngehakt
- 1/4 theelepel kaneel

HOE MAAK JE HET

15. Verwarm amandelmelk in een kleine pan op middelhoog vuur.
16. Voeg quinoa, gehakte appel en kaneel toe.
17. Roer en kook 3–4 minuten tot het warm en licht ingedikt is.

Snelle tip : *Quinoa levert volledige eiwitten en vezels, waardoor deze pap voedzamer is dan standaard havermout. Appels voegen een natuurlijke zoetheid en een bevredigende hap toe.*

7. Pindakaas en bananenwrap

INGREDIËNTEN

- 1 kleine volkoren tortilla
- 1 eetlepel natuurlijke pindakaas (ongezouten)
- 1/2 banaan, in plakjes gesneden

HOE MAAK JE HET

18. Verspreid pindakaas gelijkmatig over de tortilla.
19. Leg de banaanplakjes over het midden.
20. Rol het strak op en geniet zoals het is of snijd het doormidden.

Snelle tip: *Houd porties pindakaas matig — slechts één eetlepel voegt geweldige smaak en een vleugje eiwit toe zonder te veel natrium of fosfor.*

8. Spinazie- en paddenstoelenontbijtmuffins

INGREDIËNTEN

- 2 eieren
- 1/2 kopje gehakte spinazie
- 1/4 kopje gehakte champignons
- 1 theelepel olijfolie

HOE MAAK JE HET

21. Verwarm je oven voor tot 175°C (350°F).
22. Bak champignons en spinazie in olijfolie gedurende 2–3 minuten.
23. Klop eieren en doe de gekookte groenten erdoor.
24. Verdeel het in een ingevette muffinform en bak het 15–20 minuten tot het goed staat.

Snelle tip: *Maak een portie op zondag en bewaar tot wel vier dagen in de koelkast — deze muffins maken doordeweekse ochtenden echt moeiteloos.*

HOOFDSTUK 9

Lichte en bevredigende lunches

De lunch is je kans om de dag op te laden zonder jezelf te belasten. Voor de gezondheid van nieren in stadium 3 balanceert de ideale middagmaaltijd eiwitten, groenten en granen op een manier die de energie stabiel houdt en de nieren ondersteund. Deze acht recepten zijn draagbaar, flexibel en eenvoudig te bereiden — of je nu thuis bent, op het werk bent of een lunch meeneemt.

1. Gegrilde kip- en groentekom

INGREDIËNTEN

- 3 oz gegrilde kipfilet, in plakjes
- 1/2 kopje gestoomde broccoli
- 1/2 kopje gekookte zilvervliesrijst
- 1 theelepel olijfolie
- Een snuif verse citroensap

HOE MAAK JE HET

25. Grill de kip en snijd in hapklare stukjes.
26. Stoom de broccoli tot hij net mals is.
27. Meng kip, broccoli en rijst in een kom.
28. Besprenkel het met olijfolie en een kneepje citroen.

> **Snelle tip** *Deze kom is ideaal voor het koken in grote hoeveelheden — bereid de onderdelen apart op zondag en zet ze gedurende de week samen. Citroensap voegt frisheid toe zonder natrium.*

2. Mediterrane Quinoa salade

INGREDIËNTEN

- 1/2 kopje gekookte quinoa
- 1/4 kopje gesneden komkommer

- 1/4 kopje cherrytomaat, gehalveerd
- 1 eetlepel olijfolie
- 1 theelepel citroensap
- Verse peterselie om te garneren

HOE MAAK JE HET

29. Meng quinoa en groenten in een kom.
30. Besprenkel met olijfolie en citroensap.
31. Roer voorzichtig, garneer met peterselie en serveer gekoeld.

> **Quick Tip** *Quinoa biedt eiwitten en vezels in een lichte, bevredigende basis. De groenten geven kleur en knapperigheid zonder veel natrium of fosfor toe te voegen.*

3. Kalkoen- en groentewrap

INGREDIËNTEN

- 1 kleine volkoren tortilla
- 2 oz natriumarm gesneden kalkoen
- Sla, komkommer en paprikareepjes
- 1 theelepel hummus

HOE MAAK JE HET

32. Smeer hummus over de tortilla.
33. Laag kalkoen en verse groenten in het midden.
34. Rol het strak op en snijd doormidden om te serveren.

> **Quick Tip** *Wraps behoren tot de meest praktische lunches voor drukke dagen. Laad ze vol met groenten om de voedingswaarde te maximaliseren en houd de kalkoenportie bescheiden.*

4. Linzen- en groentesoep

INGREDIËNTEN

- 1/2 kopje gekookte linzen

- 1 kopje natriumarme groentebouillon
- 1/2 kopje gehakte wortels en bleekselderij
- Verse tijm en peterselie

HOE MAAK JE HET

35. Meng bouillon, linzen en groenten in een pan.
36. Laat het 15–20 minuten op middelhoog vuur sudderen tot de groenten mals zijn.
37. Voeg verse kruiden toe en serveer warm.

> **Quick Tip** *Soepen zijn ideaal voor het koken in grote hoeveelheden. Maak een grote pan en vries individuele porties in voor snelle, kant-en-klare lunches gedurende de week.*

5. Tonijnsalade met gemengde groenten

INGREDIËNTEN

- 3 oz ingeblikte tonijn met weinig natrium, uitgeleken
- 1 kop gemengde bladgroenten
- 1/4 kopje gesneden komkommer
- 1 theelepel olijfolie
- 1 theelepel citroensap

HOE MAAK JE HET

38. Laat de tonijn goed aflopen.
39. Meng alle ingrediënten samen in een grote kom.
40. Serveer onmiddellijk.

> **Snelle tip** *: Kies altijd voor tonijn uit blik met weinig natrium. Het verschil tussen standaard en natriumarme varianten kan aanzienlijk zijn — tot 300 mg natrium per portie.*

6. Kikererwten- en groenteroerbak

INGREDIËNTEN

- 1/2 kopje gekookte kikkererwten

- 1/2 kopje gehakte paprika's en courgette
- 1 theelepel olijfolie
- 1/4 theelepel paprika of komijn

HOE MAAK JE HET

41. Verwarm olijfolie in een pan op middelhoog temperatuur.
42. Bak groenten 3–4 minuten tot ze zacht beginnen te worden.
43. Voeg kikkererwten en kruiden toe en kook nog 2 minuten.

> **Quick Tip** *kikkererwten leveren uitstekende plantaardige eiwitten. Serveer over een kleine portie rijst of eet het zoals het is voor een lichtere, vezelrijkere lunch.*

7. Ei- en avocadosalade

INGREDIËNTEN

- 2 hardgekookte eieren, grof gehakt
- 1/4 avocado, in blokjes gesneden
- 1/2 kopje gehakte komkommer
- 1 theelepel olijfolie
- Zwarte peper naar smaak

HOE MAAK JE HET

44. Kook de eieren hard, pel en hak.
45. Meng eieren, avocado en komkommer in een kom.
46. Besprenkel met olijfolie en kruid licht met peper.

> **Snelle tip** *: Hardgekookte eieren blijven meerdere dagen goed in de koelkast — kook een batch vooraf aan het begin van de week voor snelle samenstelling. Let op de porties avocado als kalium een zorg is.*

8. Bruine rijst sushi kom

INGREDIËNTEN

- 1/2 kopje gekookte zilvervliesrijst

- 1/4 kopje gesneden komkommer en wortel
- 1/2 avocado, dun gesneden
- 1 theelepel rijstazijn

HOE MAAK JE HET

47. Schep gekookte zilvervliesrijst in een kom.
48. Leg komkommer, wortel en avocado kunstig bovenop.
49. Druppel zachtjes met rijstazijn.

Snelle tip *Deze sushi-geïnspireerde kom slaat de sojasaus helemaal over, houdt natrium stevig onder controle en levert alle frisse, schone smaken die je zou verwachten.*

HOOFDSTUK 10

Troostende diners die lichaam en ziel voeden

Het diner verdient het om bevredigend te voelen. Voor de niergezondheid in stadium 3 gaat het erom maaltijden te maken die stevig en smaakvol zijn, terwijl ze zacht blijven voor je nieren. Deze twaalf recepten zijn ontworpen om vertrouwd en troostend aan te voelen — niet klinisch of beperkend. Eiwit blijft in de juiste verhouding, groenten staan centraal, en de smaak komt van kruiden en techniek in plaats van zout.

1. Kruidengeroosterde kip met wortels en courgette

INGREDIËNTEN

- 4 oz kipfilet
- 1/2 kopje gehakte wortels
- 1/2 kopje gehakte courgette
- 1 theelepel olijfolie
- 1/2 theelepel gedroogde rozemarijn of tijm

HOE MAAK JE HET

50. Verwarm de oven voor tot 190°C (375°F).
51. Gooi kip en groenten door olijfolie en kruiden.
52. Leg het op een bakplaat in één laag.
53. Rooster 25–30 minuten tot de kip gaar is en de groenten goudbruin zijn.

> **Snelle tip** : *Roosteren in één laag zorgt ervoor dat de groenten karamelliseren in plaats van stoomen — dat is wat het verschil maakt tussen een gewone bijgerecht en een echt lekkere.*

2. Gebakken zalm met citroen en dille

INGREDIËNTEN

- 4 oz zalmfilet
- 1 theelepel olijfolie
- Sap van een halve citroen
- Verse dille of platbladige peterselie

HOE MAAK JE HET

54. Verwarm de oven voor tot 190°C (375°F).
55. Leg de zalm op een beklede bakplaat.
56. Besprenkel het met olijfolie en citroensap en strooi kruiden eroverheen.
57. Bak 15–20 minuten tot de vis makkelijk vlokken met een vork.

Quick Tip *Salmon is een van de meest niervriendelijke eiwitten — rijk aan omega-3 vetzuren en van nature laag in natrium. Een matige portie zorgt voor een heerlijk bevredigend diner.*

3. Groente- en quinoaroerbak

INGREDIËNTEN

- 1/2 kopje gekookte quinoa
- 1/2 kopje broccoli, paprika en wortels
- 1 theelepel olijfolie
- 1/4 theelepel knoflookpoeder

HOE MAAK JE HET

58. Verwarm olijfolie in een pan of wok op middelhoog tot hoog vuur.
59. Voeg groenten toe en roerbak tot het net mals is, ongeveer 4–5 minuten.
60. Voeg quinoa en knoflookpoeder toe, roer goed en warm het goed op.

Snelle tip: *De hoge hitte van roerbakken behoudt de textuur van groenten prachtig. Werk snel en blijf in beweging in de pan voor het beste resultaat.*

4. Kalkoen- en groentepan

INGREDIËNTEN

- 4 oz kalkoengehakt (mager)
- 1/2 kopje gehakte courgette en champignons
- 1 theelepel olijfolie
- Gedroogde oregano of verse basilicum

HOE MAAK JE HET

61. Verwarm olijfolie in een koekenpan op middelhoog vuur.
62. Bruin de kalkoen en breek hem terwijl hij kookt.
63. Voeg groenten en kruiden toe en bak tot de groenten mals zijn.

> **Snelle tip:** *Eén pan, minimale schoonmaak, maximale smaak. Dit gerecht werkt prachtig geserveerd over rijst of samen met een eenvoudige salade.*

5. Gevulde paprika's met zilvervliesrijst

INGREDIËNTEN

- 2 paprika's, gehalveerd en gezaaid
- 1/2 kopje gekookte zilvervliesrijst
- 2 oz gekookte magere kip of kalkoen, fijn gesneden
- 1/2 kopje geblokte tomaten
- Kruiden om op smaak te brengen

HOE MAAK JE HET

64. Verwarm de oven voor tot 175°C (350°F).
65. Meng de gekookte rijst, vlees en tomaten door elkaar en kruid met kruiden.
66. Vul elke peper ruim met de helft van het mengsel.
67. Bak 20–25 minuten tot de pepers mals zijn.

> **Quick Tip** *Gevulde pepers zijn visueel indrukwekkend en van nature portiegecontroleerd. Ze warmen de volgende dag goed op, waardoor ze een slimme keuze zijn voor het koken in grote hoeveelheden.*

6. Linzen- en groenteovenschotel

INGREDIËNTEN

- 1/2 kopje gekookte linzen
- 1 kopje gesneden groenten (wortels, courgette, spinazie)
- 1 theelepel olijfolie
- 1/2 theelepel gedroogde tijm of rozemarijn

HOE MAAK JE HET

68. Verwarm de oven voor tot 175°C (350°F).
69. Gooi linzen, groenten, olijfolie en kruiden in een ovenschaal.
70. Bak 25–30 minuten tot de groenten mals zijn en de randen licht bruin.

> **Quick Tip** *Linzen behoren tot de meest niervriendelijke peulvruchten — rijk aan vezels en plantaardig eiwit, terwijl ze van nature minder kalium bevatten dan veel andere bonen.*

7. Gebakken kabeljauw met geroosterde groenten

INGREDIËNTEN

- 4 oz kabeljauwfilet
- 1/2 kopje gesneden wortels en sperziebonen
- 1 theelepel olijfolie
- Citroensap en verse kruiden

HOE MAAK JE HET

71. Verwarm de oven voor tot 190°C (375°F).
72. Leg de kabeljauw en groenten op een bakplaat.
73. Besprenkel alles met olijfolie, citroen en kruiden.
74. Bak 15–20 minuten tot de kabeljauw ondoorzichtig is en gemakkelijk afschilfert.

> **Quick Tip Cod** *is mild, veelzijdig en echt vriendelijk voor de nieren. Eenvoudige bereiding als deze laat de natuurlijke smaken schitteren zonder zout.*

8. Kip- en groentesoep

INGREDIËNTEN

- 900 ml kipfilet, in blokjes gesneden
- 1 kopje kippenbouillon met weinig natrium
- 1/2 kopje wortels, selderij en courgette
- Verse peterselie of tijm

HOE MAAK JE HET

75. Breng de bouillon zachtjes aan de sudder in een middelgrote pan.
76. Voeg kip en groenten toe en kook tot beide mals zijn, ongeveer 15 minuten.
77. Roer verse kruiden door en serveer heet.

> **Quick Tip** *Soup is een van de meest natuurlijk portievriendelijke maaltijden die je kunt maken. De bouillon vult je en restjes blijven prachtig in de koelkast gedurende twee tot drie dagen.*

9. Courgettenoedels met tomatensaus en kip

INGREDIËNTEN

- 1/2 kopje courgettenoedels (gespiraleerd)
- 1/4 kopje natriumarme tomatensaus
- 3 oz gegrilde kip, in plakjes gesneden
- 1 theelepel olijfolie

HOE MAAK JE HET

78. Bak courgettenoedels in olijfolie gedurende 2–3 minuten tot ze net mals zijn.
79. Voeg tomatensaus en gegrilde kip toe.
80. Roer voorzichtig en warm het 2 minuten op.

> **Snelle tip** : *Een lichter, koolhydraatarmer alternatief voor pasta dat alle troostende smaken van een klassiek tomatengerecht vastlegt, maar dan zonder geraffineerde koolhydraten.*

10. Gebakken aubergine met kruiden

INGREDIËNTEN

- Een halve kleine aubergine, in ronde gesneden
- 1 theelepel olijfolie
- Verse of gedroogde basilicum en oregano

HOE MAAK JE HET

81. Verwarm de oven voor tot 190°C (375°F).
82. Bestrijk elke auberginescijf aan beide kanten met olijfolie.
83. Kruid met kruiden en bak 15–20 minuten, draai halverwege om.

> **Quick Tip** *Aubergine's dichte, vlezige textuur maakt het tot een van de meest bevredigende vegetarische opties. Serveer samen met een graan- en een groene salade voor een complete maaltijd.*

11. Garnalen- en groentepan

INGREDIËNTEN

- 3 oz verse of diepvriesgarnalen, gepeld
- 1/2 kopje gemengde paprika's en courgette
- 1 theelepel olijfolie
- Knoflook of paprikapoeder naar smaak

HOE MAAK JE HET

84. Verwarm olijfolie in een koekenpan op middelhoog tot hoog vuur.
85. Bak groenten 3–4 minuten tot ze zacht beginnen te worden.
86. Voeg garnalen toe en bak 2–3 minuten, tot ze roze en gekruld zijn.

> **Quick Tip** *Garnalen koken in enkele minuten, waardoor dit een van de snelste niervriendelijke diners is die je op een doordeweekse avond kunt bereiden. Niet te lang koken — ze worden snel taaier als ze klaar zijn.*

12. Gebakken kip met zoete aardappel en sperziebonen

INGREDIËNTEN

- 4 oz kipfilet
- Een halve kleine zoete aardappel, gepeld en in blokjes gesneden

- 1/2 kopje verse sperziebonen, getrimd
- 1 theelepel olijfolie

HOE MAAK JE HET

87. Verwarm de oven voor tot 190°C (375°F).
88. Meng alle ingrediënten samen in olijfolie.
89. Spreid het uit op een bakplaat en bak 25–30 minuten tot alles goudbruin en doorgaar is.

> **Snelle tip** : *Zoete aardappelen voegen natuurlijke zoetheid en vezels toe. Houd de portie tot een halve kleine zoete aardappel om het kalium beheersbaar te houden.*

HOOFDSTUK 11

Slimme Snacks en Kleine Hapjes

Snacken is geen guilty pleasure — het is een strategisch onderdeel van het managen van constante energie gedurende de dag. Voor stadium 3 niergezondheid is de ideale snack eenvoudig, bevredigend en mild voor je nieren. Vermijd te veel natrium, houd porties matig en kies waar mogelijk voor complete, verse opties.

1. Appelschijfjes met amandelboter

INGREDIËNTEN

- 1 kleine appel, in plakjes gesneden
- 1 theelepel natuurlijke amandelboter (ongezouten)

HOE MAAK JE HET

90. Snijd de appel in gelijke parten.
91. Smeer een kleine hoeveelheid amandelboter op elke plak.
92. Serveer direct of pak je in voor later.

Snelle tip: *Een theelepel amandelboter is genoeg om een bevredigende rijkdom en smaak toe te voegen zonder fosfor- of kaliumniveaus te verpesten. Houd porties klein.*

2. Groentesticks met hummus

INGREDIËNTEN

- 1/2 kopje wortel en komkommersticks
- 2 eetlepels natriumarme hummus

HOE MAAK JE HET

93. Was en snijd groenten in gelijke, dipvriendelijke stokjes.
94. Serveer samen met de hummus om te dippen.

Snelle tip: *Dit is een van de meest betrouwbare niervriendelijke snacks die je kunt bereiden. Knapperig, bevredigend en van nature natriumarm als je kiest voor een hummus met weinig natrium.*

3. Rijstcake met avocado en tomaat

INGREDIËNTEN

- 1 gewone rijstcake
- 2–3 dunne plakjes avocado
- 1–2 cherrytomaathalves
- Snufje zwarte peper

HOE MAAK JE HET

95. Bedek de rijstcake met plakjes avocado.
96. Voeg de tomaat toe en maak af met een snufje peper.

Quick Tip *Licht, knapperig en oprecht bevredigend. Gewone rijstcakes zijn een niervriendelijke basis die goed samengaat met gezonde vetten en verse groenten.*

4. Cottage cheese met bosbessen

INGREDIËNTEN

- 1/4 kopje natriumarme cottage cheese
- 1/4 kopje verse bosbessen

HOE MAAK JE HET

97. Schep de cottage cheese in een klein kommetje.
98. Beleg het met verse bosbessen en serveer gekoeld.

Snelle tip *: Een kleine portie cottage cheese houdt deze snack eiwittenaar geschikt. Bosbessen zijn een van de meest antioxidantenrijke vruchten en zeer mild voor de nieren.*

5. Nierbewuste trail mix

INGREDIËNTEN

- 1 eetlepel ongezouten amandelen of walnoten
- 1 eetlepel gedroogde veenbessen (ongezoet)
- 1 theelepel ongezouten zonnebloempitten

HOE MAAK JE HET

99. Meng alle ingrediënten in een klein komje of hersluitbaar zakje.
100. Deel in porties voor het gemak om mee te nemen en te grijpen.

Snelle tip: *Deel dit vooraf in kleine zakjes aan het begin van de week. Het is belangrijk om porties klein te houden — noten zijn voedzaam en gemakkelijk te veel te eten.*

6. Mini Groente Quesadilla

INGREDIËNTEN

- 1 kleine volkoren tortilla
- 2–3 plakjes paprika of courgette
- 1 theelepel olijfolie

HOE MAAK JE HET

101. Verwarm olijfolie in een antiaanbakpan op middelhoog temperatuur.
102. Leg de groenten op de helft van de tortilla en vouw hem dicht.
103. Kook 2–3 minuten per kant tot goudbruin en knapperig.
104. Snijd in kleine partjes en serveer warm.

Snelle tip *: Een warme snackoptie voor de middag wanneer je iets stevigers wilt. Sla toegevoegd zout of bewerkte kaas over om het niervriendelijk te houden.*

HOOFDSTUK 12

Eenvoudige bijgerechten om elke maaltijd compleet te maken

Het juiste bijgerecht verandert een goede maaltijd in een geweldige. Voor de gezondheid van nieren in stadium 3 moeten bijwerkingen kleur, textuur en voeding toevoegen zonder natrium, fosfor of kalium op te laden. Deze zes opties zijn snel, veelzijdig en passen prachtig bij de hoofdgerechten in dit boek.

1. Knoflookgeroosterde sperziebonen

INGREDIËNTEN

- 1 kopje verse sperziebonen, getrimd
- 1 theelepel olijfolie
- 1 teentje knoflook, fijngehakt
- Zwarte peper naar smaak

HOE MAAK JE HET

105. Verwarm de oven voor tot 190°C (375°F).
106. Meng sperziebonen met olijfolie, knoflook en peper.
107. Rooster 15–20 minuten tot het mals is en licht gekaramelliseerd aan de randen.

> **Quick Tip** *Het roosteren van sperziebonen op hoge temperatuur brengt een nootachtige, licht zoete smaak naar voren die geen enkele hoeveelheid zout kan evenaren. Deze zijn echt verslavend.*

2. Citroen-peterselie Quinoa

INGREDIËNTEN

- 1/2 kopje gekookte quinoa
- 1 theelepel olijfolie
- 1 theelepel vers citroensap

- 1 eetlepel gesneden verse peterselie

HOE MAAK JE HET

108. Fluff de gekookte quinoa met een vork.
109. Roer er olijfolie, citroensap en peterselie doorheen.
110. Serveer warm of op kamertemperatuur.

Snelle tip *Deze heldere, kruidenachtige kant past net zo goed bij vis, kip of een simpele salade. Maak een dubbele batch en bewaar het tot drie dagen in de koelkast.*

3. Gestoomde wortels met verse dille

INGREDIËNTEN

- 1/2 kopje gesneden wortels
- 1 theelepel olijfolie
- 1 theelepel gesneden verse dille

HOE MAAK JE HET

111. Stoom de wortels tot ze net mals zijn, ongeveer 5–7 minuten.
112. Doe het over in een kom en besprenkel het met olijfolie.
113. Strooi verse dille eroverheen voordat je serveert.

Quick Tip Dill *heeft een bijna magische voorliefde voor wortels — het tilt de natuurlijke zoetheid op en verheldert het zonder zout.*

4. Courgette- en paprika-sautéering

INGREDIËNTEN

- 1/2 kopje gehakte courgette
- 1/2 kopje gehakte paprika (gemengde kleuren)
- 1 theelepel olijfolie
- 1/4 theelepel zwarte peper of paprikapoeder

HOE MAAK JE HET

114. Verwarm olijfolie in een pan op middelhoog temperatuur.

115. Voeg courgette en paprika toe en bak 5–7 minuten.

116. Kruid licht met peper of paprikapoeder en serveer.

> **Snelle tip:** *Deze kleurrijke sauté-sandwich werkt samen met vrijwel elk eiwit. Gebruik een mix van rode, gele en groene pepers voor een visueel levendige bijgerecht.*

5. Bloemkoolrijst met kruiden

INGREDIËNTEN

- 1/2 kopje bloemkoolrijst
- 1 theelepel olijfolie
- 1 theelepel gesneden verse peterselie of basilicum

HOE MAAK JE HET

117. Verwarm olijfolie in een pan op middelhoog tot hoog vuur.

118. Voeg bloemkoolrijst toe en bak ze regelmatig door het roeren, gedurende 3–4 minuten.

119. Roer verse kruiden door en serveer direct.

> **Quick Tip** *Bloemkoolrijst bevat aanzienlijk minder kalium en fosfor dan gewone rijst, waardoor het een uitstekende optie is wanneer je extra flexibiliteit in je maaltijd nodig hebt.*

6. Komkommer- en tomatensalade

INGREDIËNTEN

- 1/2 kopje gehakte komkommer
- 1/2 kopje cherrytomaat, gehalveerd
- 1 theelepel olijfolie
- 1 theelepel vers citroensap
- Verse basilicum of peterselie

HOE MAAK JE HET

120. Meng komkommer en tomaten in een kom.

121. Besprenkel met olijfolie en citroensap.

122. Meng met verse kruiden en serveer gekoeld.

> **Snelle tip:** *Deze verse salade duurt vijf minuten en is niet bereid. Het bevat van nature weinig natrium en zorgt voor een verfrissend contrast met rijkere, geroosterde hoofdgerechten.*

HOOFDSTUK 13

Goed eten wanneer andere omstandigheden erbij betrokken zijn

Veel mensen die niergezondheid in stadium 3 behandelen, worstelen ook met hoge bloeddruk, diabetes of verhoogd cholesterol. Het goede nieuws is dat dezelfde kernprincipes die je nieren ondersteunen ook deze aandoeningen ten goede komen. Gezonde eetgewoonten overlappen meer dan je misschien zou verwachten, en één doordachte keuze tijdens de maaltijd kan meerdere aspecten van je gezondheid tegelijk ondersteunen.

Wanneer niergezondheid en diabetes naast elkaar bestaan

De overlap tussen niergezondheid en bloedsuikerbeheer is aanzienlijk. Beide aandoeningen profiteren van een consistente maaltijdplanning, portiecontrole, vezelrijke voedingsmiddelen en het beperken van bewerkte koolhydraten. Richt je op het combineren van magere eiwitten met vezelrijke groenten om de spijsvertering te vertragen, de bloedsuikerspiegel in balans te brengen en langdurige energie te leveren — deze aanpak bedient beide aandoeningen tegelijk.

Wanneer niergezondheid en hoge bloeddruk samenleven

Natriumbeheer is de centrale schakel tussen niergezondheid en bloeddruk. Het verminderen van de natriuminname, het koken van meer maaltijden vanaf nul en het vermijden van bewerkte voedingsmiddelen vermindert de belasting voor zowel je nieren als je cardiovasculaire systeem. De benaderingen in dit boek — verse ingrediënten, kruiden boven zout, bescheiden porties — richten zich direct op beide aandoeningen.

Vier principes die werken over omstandigheden heen

- **Balans is alles** — portiecontrole, variatie en voedingsbalans ondersteunen de niergezondheid en beheersen tegelijkertijd andere aandoeningen

- **Monitor eiwitten zorgvuldig** — Voldoende maar niet te veel eiwitten zijn gunstig voor zowel de nierfunctie als de regulatie van de bloedsuikerspiegel
- **Hersennatrium en verborgen suikers** — Beide verhogen de bloeddruk en belasten de nieren; het beperken van bewerkte voedingsmiddelen pakt beide tegelijk aan
- **Geef prioriteit aan vezels en onbewerkte voeding** — Groenten, fruit in matemate, volle granen en peulvruchten ondersteunen samen de bloedsuikerspiegel, hartgezondheid en nierfunctie

Een praktisch voorbeeld: Een gegrilde kip- en groentekom met quinoa ondersteunt de niergezondheid, helpt de bloedsuikerspiegel te reguleren en biedt tegelijkertijd hartgezonde voeding. Kleine aanpassingen — zoals het iets verminderen van olijfolie of het kiezen van groenten met minder kalium — kunnen dezelfde maaltijd verder afstemmen op jouw specifieke behoeften. Eén gerecht, meerdere voordelen.

De belangrijkste stap die je kunt nemen bij het behandelen van meerdere aandoeningen is samenwerken met een geregistreerde diëtist die je volledige gezondheidssituatie begrijpt. Algemene richtlijnen zijn waardevol, maar persoonlijk advies houdt rekening met je specifieke labresultaten, medicatie en gezondheidsgeschiedenis op manieren die geen enkel boek volledig kan repliceren.

HOOFDSTUK 14

Uit eten gaan, sociale evenementen en het echte leven

Een van de meest uitdagende aspecten van het beheren van een niervriendelijk dieet is op koers blijven wanneer het leven niet meewerkt. Restaurantmaaltijden, familiediners, werkevenementen en reizen vormen allemaal echte uitdagingen. Maar met een paar praktische strategieën kun je deze situaties zonder angst navigeren — en zonder het gevoel te hebben dat je iets mist.

Uit eten met vertrouwen

123. Controleer het menu van tevoren. De meeste restaurants plaatsen hun menu's online. Zoek naar gerechten die worden beschreven als gegrild, gebakken, gestoomd of geroosterd — deze bevatten meestal minder toegevoegd natrium dan gefrituurde of gebakken opties.
124. Vraag om aanpassingen. Vraag om sauzen en dressings erbij, vraag om items zonder toegevoegd zout, of vraag om kleinere eiwitporties. De meeste restaurants voldoen graag aan redelijke wensen.
125. Pas het plaatprincipe toe. Zelfs in een restaurant kun je je bord zo inrichten dat het de structuur van half groenten, kwart eiwit en kwart granen volgt. Vraag om extra groenten of een salade om de ruimte te vullen.
126. Kom niet uitgehongerd aan. Eet een kleine, niervriendelijke snack voordat je gaat. Je maakt betere keuzes en is minder geneigd om brood, chips of andere natriumrijke voorgerechten te veel te eten tijdens het wachten.

Sociale evenementen navigeren

- Als het een georganiseerd diner is, overweeg dan om de gastheer van tevoren op de hoogte te stellen van je dieetwensen — de meeste mensen vinden het fijn om het te weten
- Breng een gerecht mee als het een informele bijeenkomst is, zodat er ten minste één niervriendelijke optie beschikbaar is

- Kleine proeverijen van voedsel buiten je ideale bereik zijn over het algemeen prima — eet bewust, houd de porties bescheiden en maak je geen zorgen
- Kies voor water of bruisend water als je standaarddrank; Vermijd suikerhoudende dranken en cola, die rijk zijn aan fosfor

Op koers blijven tijdens het reizen

- Pak draagbare, niervriendelijke snacks in — ongezouten noten, appelschijfjes, groentesticks en rijstcakes reizen goed
- Buffetrestaurants en saladebars geven je de meeste controle over ingrediënten en porties
- Regelmatig eten helpt de bloedsuikerspiegel te behouden en voorkomt de honger die leidt tot slechte keuzes
- In hotelkamers kun je een paar houdbare producten inslaan: een klein zakje havermout, ongezouten noten of een stuk fruit voor de ochtend

> **Snelle tip** : *Het doel is flexibiliteit zonder schuldgevoel. Het leven gebeurt — sociale maaltijden, reizen, vieringen — en leren ze zelfverzekerd te navigeren is net zo belangrijk als de maaltijden die je thuis bereidt. Eén onvolmaakte maaltijd verandert niets. Het is het algemene patroon dat telt.*

HOOFDSTUK 15

Consequent blijven zonder je beperkt te voelen

Het beheren van niergezondheid in stadium 3 gaat uiteindelijk niet over het volgen van regels — het gaat om het opbouwen van een relatie met voedsel die duurzaam, plezierig en oprecht ondersteunend is voor hoe je wilt leven. De strategieën in dit hoofdstuk gaan over het lange spel: hoe je dag na dag, jaar na jaar, voor je gezondheid opduikt, niet alleen deze week.

Verleg je focus van "kan niet" naar "kan niet"

Eten is troost, cultuur, verbinding en plezier. Restrictieve benaderingen falen niet omdat mensen geen wilskracht hebben, maar omdat ze deze emotionele realiteit negeren. In plaats van je te richten op wat je opgeeft, richt je aandacht op alles wat je nog kunt genieten — en dat is echt veel.

- Vier smaak, versheid en variatie in wat je eet
- Zie maaltijden als een kans om je lichaam te voeden, niet als een test die je misschien niet haalt
- Sta bewuste verwennerijen toe wanneer dat gepast is — een klein deel van iets buiten het ideale bereik is geen ramp

Gewoonten opbouwen die langer meegaan dan motivatie

Motivatie komt en gaat. Gewoontes zijn wat overblijft. De meest betrouwbare aanpak voor langetermijndieetbeheer is het bouwen van systemen die gezonde keuzes makkelijker maken dan ongezonde — zonder alleen op willenskracht te vertrouwen.

127. **Begin klein en specifiek**: Verander niet alles. Vervang één natriumrijke snack voor een niervriendelijke optie, of voeg een extra portie groenten toe aan het avondeten. Kleine stappen stapelen zich op tot aanzienlijke veranderingen.

128. **Bouw routine op**: Op vaste tijden eten reguleert de eetlust, ondersteunt de bloedsuikerspiegel en vermindert de verleiding om voor handige bewerkte opties te grijpen.
129. **Bereid je voor op je toekomstige zelf**: kook granen, eiwitten en groenten in grote hoeveelheden op een dag dat je tijd hebt. Kant-en-klare opties in de koelkast maken het doordeweeks koken moeiteloos.
130. **Houd je successen bij}: Houd een korte notitie bij welke maaltijden je goed deden voelen, welke recepten je lekker vond en welke gewoontes vasthouden. Het zien van vooruitgang, hoe klein ook, is diep motiverend.

Dieet-burn-out voorkomen

- **Variatie is je grootste hulpmiddel** — wissel recepten af, ontdek nieuwe groenten en experimenteer met kruiden en specerijen. Eentonigheid is de vijand van consistentie.
- **Wees flexibel naar jezelf toe** — Een gemiste maaltijd of een onvoorziene snack is geen mislukking. Pas de volgende maaltijd aan en ga verder zonder drama.
- **Houd de smaak interessant** — citrus, knoflook, paprikapoeder, dille en verse kruiden zorgen voor echte spanning zonder zout toe te voegen. Je smaakpapillen zullen je verrassen.

> **Snelle tip** *Een klein dagboek bijhouden van wat je eet, hoe je je voelt en je energieniveau kan krachtige patronen onthullen — zonder de druk van formele calorieregistratie. Zoek wat je goed laat voelen, en doe daar meer van.*

Met vertrouwen vooruitgaan

Het einde van dit boek betekent niet dat de reis voorbij is — het betekent dat je nu de tools, kennis en het vertrouwen hebt om voor je niergezondheid te zorgen, maaltijd voor maaltijd. Elke doordachte keuze telt op. Elk kruid dat je gebruikt in plaats van zout, elke verse groente die je kiest boven een verpakt alternatief, elke maaltijd die je thuis bereidt — het doet er allemaal toe, en het telt allemaal.

Het beheren van niergezondheid in stadium 3 draait niet om perfectie. Het gaat erom met intentie te verschijnen — consequent, onvolmaakt en zonder schuldgevoel. Dat is meer dan genoeg om echt verschil te maken in hoe je je voelt en hoe je nieren verouderen.

BONUS

Wekelijkse boodschappenlijstjes en maaltijdplanningssjablonen

Consistentie is makkelijker als je keuken georganiseerd, gevuld en klaar is voor de komende week. Deze sjablonen zijn ontworpen om giswerk bij maaltijdplanning en boodschappen te verwijderen — waardoor wat als een voortdurende uitdaging kan aanvoelen veranderd in een eenvoudig, herhaalbaar systeem.

Sjabloon voor wekelijkse boodschappenlijsten

Georganiseerd op voedselcategorie zodat je efficiënt door de supermarkt kunt bewegen. Gebruik dit als uitgangspunt en pas het aan op basis van de specifieke recepten die je wilt maken.

Categorie	Artikelen om te kopen
Eiwitten	Kipfilet, magere kalkoen, verse vis, eieren, peulvruchten (linzen, kikkererwten)
Groenten	Wortels, courgette, paprika, komkommers, broccoli, sperziebonen, spinazie, bladgroenten
Vruchten	Appels, bessen (vers of diepvries), peren, druiven, ananas, citrus
Graan	Zilvervliesrijst, quinoa, havermolen, volkorenbrood of tortilla's
Voorraadkast	Olijfolie, gedroogde kruiden (tijm, rozemarijn, basilicum), natriumarme bouillon, rijstazijn
Snacks	Rijstcakes, natriumarme hummus, ongezouten noten, verse groentesticks

Snelle tip : *doe altijd een voorraadkastcontrole voordat je boodschappen doet. Streep af wat je al hebt om duplicaten te voorkomen en verspilling te verminderen.*

Wekelijkse maaltijdplanningsjabloon

Vul dit sjabloon elk weekend in met je favoriete recepten uit dit boek. Pas je schema aan, smaakvoorkeuren en wat er in het seizoen is.

Dag	Ontbijt	Lunch	Diner	Snack
Mon				
Dinsdag				
Echtgenootschap				
Thu				
Vrijdag				
Za				
Zon				

Tips om het beste uit je sjablonen te halen

- **Batchplan in het weekend**: Besteed elke zondag 15–20 minuten aan het invullen van het plan voor volgende week zolang je nog tijd en energie hebt om helder na te denken
- **Wissel je recepten** af: gebruik elke week verschillende eiwitten, groenten en kruiden om voedselvermoeidheid te voorkomen en maaltijden echt spannend te houden
- **Bereid voor wat je kunt**: snijd groenten, kook een batch granen en porties eiwitten op zondag, zodat koken doordeweeks minimale moeite kost
- **Reflecteren en aanpassen**: Noteer wat goed werkte en wat niet. Verfijn je plan elke week op basis van wat er daadwerkelijk is gebeurd in plaats van wat je gepland had

> Je laatste herinnering: consistentie vereist geen perfectie. Het vereist bewuste, herhaalbare handelingen die passen bij je echte leven. Met de tools in dit boek — de

kennis, de recepten, de maaltijdplannen en deze sjablonen — heb je alles wat je nodig hebt om je niergezondheid te ondersteunen terwijl je elke dag van eten geniet. Je kunt dit.

— Luuk Jansen

Dit boek is geproduceerd in overeenstemming met de EU GPSR-richtlijnen over de veiligheid van producten.

De 'General Product Safety Regulation' is het raamwerk van de Europese Unie om ervoor te zorgen dat alle consumentenproducten, inclusief boeken, veilig zijn voor consumenten.

Dit boek is gedrukt door CPI books GmbH. De drukker heeft veiligheidscertificaten afgegeven voor de gebruikte materialen, zoals inkt, papier en lijm.

De product-ID is: 9789403885308

De auteur is verantwoordelijk voor de inhoud van het boek en heeft het laten produceren door Bookmundo.

Heeft u vragen over de veiligheid van het product, neem dan contact met ons op.

Bookmundo
Delftsestraat 33
3013AE Rotterdam
Nederland
info@bookmundo.com

FSC
www.fsc.org
MIX
Papier | Fördert gute Waldnutzung
FSC® C083411

Kolibri 360 GmbH
Ferdinand-Jühlke-Straße 7
99095 Erfurt, Deutschland
produktsicherheit@kolibri360.de